SUR

LA CYSTOTOMIE

ÉPIPUBIENNE,

MÉMOIRE LU A L'ACADÉMIE DE MÉDECINE,

PAR

LEROY - D'ETIOLLES,

Docteur en médecine.

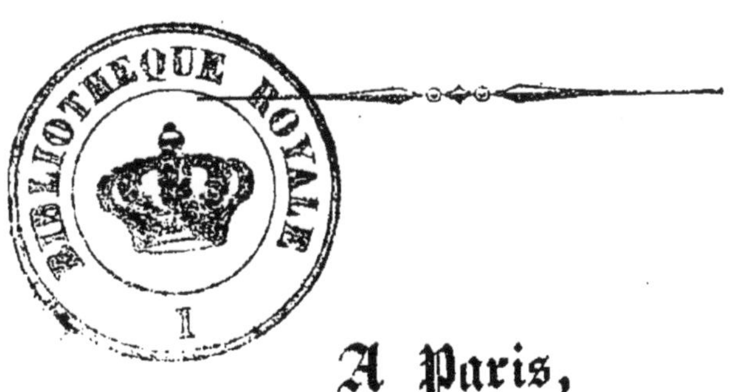

A Paris,

CHEZ J. B. BAILLIÈRE, LIBRAIRE,

RUE DE L'ÉCOLE DE MÉDECINE, N. 13 BIS.

1837.

IMPRIMERIE GREGOIRE ET COMP., RUE DU CROISSANT, 16.

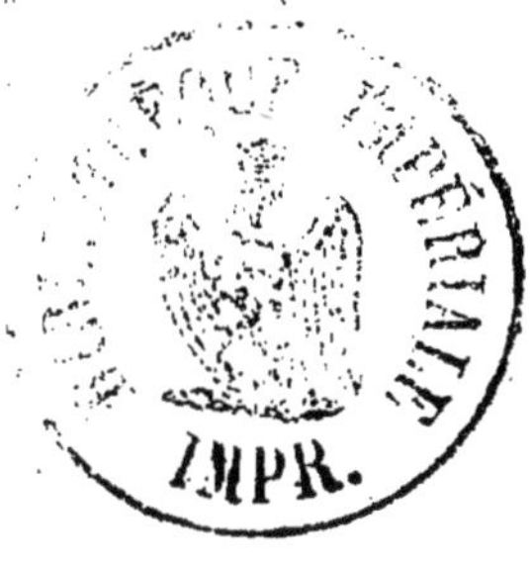

SUR

LA CYSTOTOMIE

ÉPIPUBIENNE,

MÉMOIRE LU A L'ACADÉMIE DE MÉDECINE.

Considérations générales.

La taille hypogastrique a été réservée pendant long-temps pour l'extraction des calculs volumineux auxquels n'aurait pu donner passage l'une des tailles sous-pubiennes. Presque constamment pratiquée dans des conditions défavorables, ses résultats, comme on peut le penser, ont été souvent funestes, et l'on n'a pas manqué d'attribuer à l'opération elle-même ce qui, dans la réalité, dépendait des circonstances qui forçaient d'y avoir recours. En effet, les incisions plus étendues, la distension plus grande des parties molles, les tractions plus fortes que l'on est obligé de faire pour enlever un gros calcul, sont des causes de mort moins fréquentes et moins irrémédiables que l'altération produite dans certains organes, dans les reins surtout, par le séjour prolongé d'une pierre dans la vessie.

C'est en effet par la néphrite que meurent les cinq sixièmes des calculeux, lorsqu'ils ne veulent se soumettre à aucune opération; mais il est bon d'ajouter que, si quelques granulations dans la substance corticale peuvent, comme on le voit tous les jours dans la maladie de Bright, produire la mort, la néphrite, au contraire, que déterminent la longue présence d'un calcul, le catarrhe de la vessie et la rétention d'urine, cette néphrite, qui commence par les uretères, les bassinets et les calices, peut marcher lentement et arriver à désorganiser complètement les deux reins avant qu'il soit possible, même à un œil exercé, de reconnaître l'étendue du mal. Mais que l'on vienne à pratiquer une opération, même légère, sur les organes urinaires, et tout d'un coup cette altération profonde se manifeste par des symptômes alarmans qui tiennent tantôt de la fièvre pernicieuse, tantôt de la fièvre adynamique, et ne tardent pas à emporter le malade. C'est donc, je le répète, la néphrite que l'on pourrait nommer catarrhale, compagne ordinaire des affections calculeuses anciennes, qui rend souvent funestes toutes les opérations, sans exception aucune, que l'on tente pour les guérir : or, comme la taille hypogastrique est alors la seule qui offre des chances de guérison, et qu'elle est plus souvent mise en pratique à cette période avancée, elle est nécessairement aussi plus souvent qu'aucune autre suivie de mort. Pour que cette opération pût être mise en parallèle avec les tailles périnéales, il fallait qu'elle fût appliquée à tous les cas indistinctement, et les résultats obtenus par M. Souberbielle et quelques autres chirurgiens feraient penser qu'elle peut alors soutenir la comparaison sans désavantage.

Mais depuis une douzaine d'années, la question n'est plus seulement entre les cystotomies épipubiennes et hypopubiennes. La lithotripie, dont la possibilité avait été soupçonnée deux ou trois fois dans un espace de quinze siècles, a cessé d'être une fiction, et elle réclame aujourd'hui le plus grand nombre des pierres vésicales. Je ne chercherai point à préciser dans quelle proportion ces opérations sont applicables : les discussions qui ont eu lieu dans le sein de l'Académie de médecine et l'ouvrage que j'ai publié récemment sur la lithotripie ont démontré, je crois, que cela sera impossible, tant que la chirurgie ne sera point arrivée à un degré de certitude dans le diagnostic dont elle est bien loin encore : toutefois on peut dire en thèse générale que, sous le rapport du volume au moins, la plupart des calculs qui formaient le domaine de la cystotomie périnéale appartiennent aujourd'hui à la lithotripie ; en sorte que, pour la guérison de la pierre chez les adultes, deux modes opératoires pourraient suffire : le broiement pour les pierres moyennes et petites, et la taille sus-pubienne pour les calculs d'un gros volume. Les tailles périnéales resteraient applicables aux enfans, qui guérissent si bien par elles, et à certains cas exceptionnels tels que celui de pierres vésicales envoyant un prolongement dans l'urètre, etc.

La taille épipubienne ou hypogastrique est une opération simple. Toutefois il y a deux choses qu'il importe d'éviter et on n'y parvient pas toujours, c'est la lésion du péritoine et l'affaissement de la vessie au moment où elle vient d'être ouverte. Les instrumens que j'ai imaginés ont pour objet de mettre à l'abri de ces deux accidens et de rendre l'opération sûre, même pour une main peu chirurgicale qui n'aurait pas encore acquis toute la fermeté nécessaire pour agir sur le corps vivant.

C'est une question fréquemment débattue que celle de l'utilité ou de l'inutilité des instrumens multipliés en chirurgie. Les hommes placés à la tête des grands hôpitaux se jouent des difficultés et blâment en général les instrumens dont le mécanisme est un peu compliqué : à leurs yeux, rien ne peut remplacer la hardiesse et la prestidigitation ; mais les praticiens moins heureusement placés ne repoussent pas avec le même dédain les moyens qui leur sont offerts d'aborder certaines opérations délicates et de soulager des malades qui seraient obligés d'aller chercher bien loin des secours.

Les instrumens que je propose ne sont, à mes yeux du moins, ni plus nombreux ni d'un mécanisme plus compliqué que ceux dont on faisait précédemment usage, et ils remplissent plus sûrement les deux indications principales et les seules délicates de l'opération. Cependant, le rapport fait à l'Académie de médecine par l'honorable et habile chirurgien M. Samson, tout en reconnaissant que ces appareils remplissent complètement les conditions pour lesquelles ils ont été imaginés, ajoute que leur utilité peut être mise en doute, parce que les praticiens préféreront toujours des instrumens simples à des instrumens plus ou moins compliqués. Je suis tout disposé à reconnaître la supériorité des instrumens simples dans leur mécanisme et leur application, et je l'ai prouvé en lithotripie par l'abandon sur plusieurs points de mes propres inventions pour d'autres dans lesquelles je n'avais qu'une part secondaire ; mais c'est à la condition seulement que cette simplicité ne diminue en rien la puissance, la sûreté et la rapidité de l'action : or, le rapport reconnaît qu'avec l'aponévrotome, par exemple, on peut sans précaution, d'un seul coup, et sans léser le péritoine, fendre la ligne blanche dans une étendue convenable, ce que le praticien exercé ne peut faire au moyen du bistouri que lentement et avec de grandes précautions. Reste donc à décider ce qui est le plus facile à acquérir, ou de l'habileté opératoire, ou de la connaissance du mécanisme d'instrumens qui peuvent en tenir lieu : dire que c'est la première, c'est faire bon marché de la dextérité manuelle, par laquelle tant de gens sont éblouis ; dire que c'est la seconde, c'est faire sans restriction l'éloge de mon procédé.

Que l'on ne suppose pas cependant que j'accorde à ces innovations une importance exagérée : lorsque j'imaginai ces instrumens, j'avais à pratiquer pour la première fois l'opération de la taille suspubienne, et j'étais préoccupé de cette idée, que si je la tentais avec les moyens ordinaires, je la ferais probablement moins bien que le petit nombre d'hommes qui en ont l'habitude. Je cherchai en conséquence à obtenir tout d'abord mécaniquement la promptitude et la sûreté d'action qu'une application répétée pouvait seule me donner, et on voit par le rapport que j'y suis parvenu. Maintenant, que mes instrumens soient adoptés dans la pratique ou rejetés, ce n'est plus mon affaire, je continuerai de m'en servir et je ne tenterai aucun effort pour leur faire attribuer une utilité dont ils paraitraient dépourvus : je crois seulement de mon devoir de les faire connaître, en joignant à leur description le rapport à demi favorable, mais consciencieux, dont ils ont été l'objet : c'est aux chirurgiens qu'il appartient de confirmer ou d'infirmer ce jugement.

Ce Mémoire ayant pour but de faire connaître quelques changemens apportés au procédé de la taille hypogastrique, je ne dirai des instrumens et des procédés proposés ou appliqués jusqu'à ce jour que ce qu'il est indispensable de rappeler pour faire apprécier le but et l'utilité de ces modifications. Voici donc en quoi consiste mon procédé opératoire, si toutefois il est permis de donner ce nom à l'ensemble des perfectionnemens que j'ai imaginés, si j'en savais un autre moins ambitieux je l'emploierais.

Incision de la peau.

L'incision des tégumens se fait ordinairement sur la ligne médiane; c'est également sur ce point que je la pratique : l'incision en dehors du muscle droit, mise en usage par M. Amussat, expose à de nombreux inconvéniens qui ont empêché cet habile chirurgien de trouver des imitateurs ; je crois, au reste, qu'il a renoncé lui-même à ce mode opératoire. Quant à l'incision transversale que Ledran avait proposé pour la vessie et que M. Franck de Montpellier voudrait étendre aux tégumens et à la paroi abdominale, elle n'aurait, je crois, que des inconvéniens ; la section des deux tiers des muscles droits produirait un écoulement de sang abondant qui rendrait beaucoup plus difficile l'incision de la vessie en masquant le fond de la plaie, et que peut-être on aurait beaucoup de peine à arrêter.

L'incision doit-elle descendre plus bas que le pubis ou doit-elle s'arrêter au-dessus ? Les opinions à cet égard sont partagées: M. Bel-

mas veut qu'elle descende le plus possible vers la racine de la verge,
pour empêcher l'infiltration de cet organe ; d'autres pensent au contraire que le prolongement de l'incision serait de nature à la déterminer : pour moi, j'ai vu deux fois cette infiltration se produire sur
les malades que j'avais opérés; dans un cas, l'incision dépassait
le pubis ; dans l'autre, elle arrivait à peine à ce point.

Il est une circonstance assez minime en apparence, mais qu'il est
bon de noter ; je veux parler du soin qu'il faut avoir avant de faire
l'incision de la peau, de coucher le malade bien à plat et bien
droit, autrement, il se pourrait, surtout si l'embonpoint est considérable, que l'inclinaison du corps même légère, fît tomber
en dehors de la ligne blanche l'incision commencée bien exacte-
ment sur le raphé. J'ai opéré en présence de MM. Pasquier fils,
Cabanellas et Cocteau, un malade chez lequel l'épaisseur de la
couche graisseuse, sous-cutanée, était de trois pouces; si l'on
n'eut maintenu cette panne pendant l'incision, il est certain que
l'on aurait eu une déviation de plus d'un pouce. Lorsque les
parois abdominales sont aussi adipeuses, il faut donner plus de
longueur à l'incision. Sur le malade dont je parle, la distance de
la peau à la vessie était de cinq à six pouces; si l'incision n'eut pas
eu beaucoup de longueur, il eût été impossible d'agir au fond de
l'espèce de puits de graisse que représentait la plaie.

Je ne pense pas qu'il soit nécessaire de signaler les dangers de
l'incision simultanée des parois abdominales et de la vessie.
Aujourd'hui, la convenance de faire deux temps différens de
l'incision de la ligne blanche et de celle de la vessie, dans le but
d'éviter la lésion du péritoine, ne saurait être mise en doute.

Incision de la ligne blanche.

Le bistouri avec lequel a été divisée la peau peut servir
à l'incision de l'aponévrose abdominale, mais il est à
craindre que les contractions du diaphragme ne poussent le
péritoine brusquement sous le tranchant de l'instrument. La
sonde canelée que glissait Scarpa sous l'aponévrose, préalable-
ment ouverte avec le bistouri au-dessus du pubis, peut servir à
préserver le péritoine, mais non pas avec une certitude complète

et sans allonger la durée de l'opération. Le bistouri trois-quarts et le bistouri lenticulé du frère Côme, employés maintenant par M. Souberbielle, ont sans doute sur les autres instrumens l'avantage de la célérité d'action : pourtant on est obligé de substituer un instrument à un autre, ce qui nécessite des tâtonnemens pour parvenir sous l'aponévrose et ne pas engager la lentille entre les feuillets. La manière d'agir du bistouri trois-quarts peut être l'objet d'un reproche plus grave : divisant la ligne blanche par une pression oblique, il manque son effet s'il n'est pas enfoncé à une certaine profondeur, et s'il pénètre trop avant, la pointe peut du même coup arriver jusque dans la vessie qui s'affaisse, la lame risquerait de léser le péritoine et l'ouverture de la vessie deviendrait plus difficile. J'ai donc pensé qu'il était possible de pratiquer l'incision de la ligne blanche d'une manière plus sûre ; pour cela, j'ai imaginé les deux instrumens que je vais décrire et qui sont représentés dans les figures 1, 2, 3, 4 et 5.

Fig. 1.

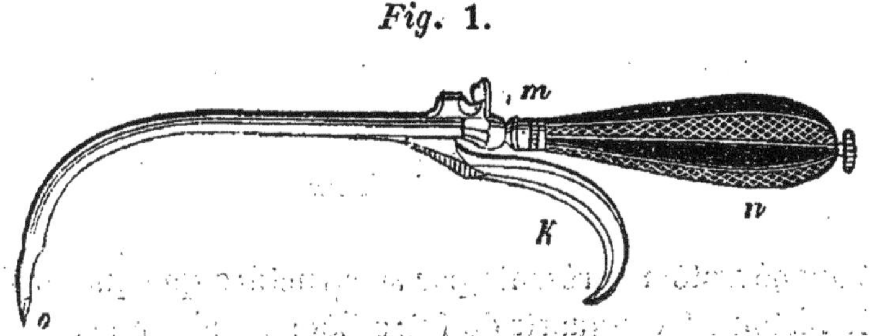

Le premier aponévrotôme, figures 1 et 2, se compose d'une lame courbe, étroite et tranchante sur son bord concave KK, enfermée dans une gaîne métallique, également ouverte sur la concavité et terminée par une portion aplatie, laquelle contient un fer de lance, O, faisant l'office de trois-quarts lorsqu'on presse sur la plaque terminale M de la tige qui le supporte et qui glisse le long de la concavité de la gaîne. Dans la figure 1, la lame est représentée contenue dans sa gaîne et le trois-quarts hors de la sienne : c'est ainsi que l'instrument est disposé dans le moment de la ponction de la ligne blanche. Dans la figure 2, le trois-quarts est rentré et la lame est saillante ; articulée avec la gaîne dans le point *i*, elle peut s'abaisser complètement et dans ce mouvement inciser l'aponévrose, que l'opérateur soulève.

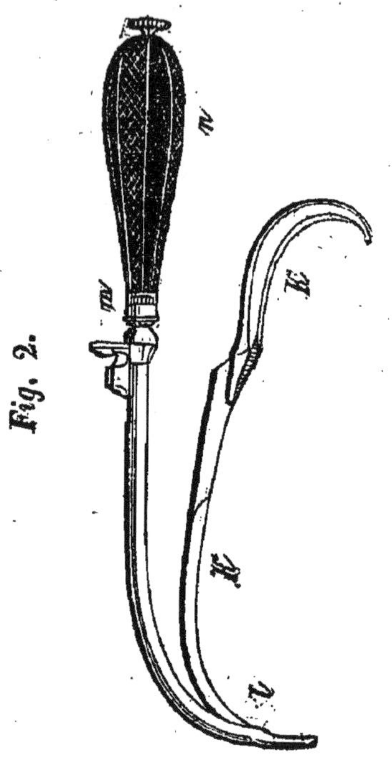

Cet aponévrotôme présente par sa structure quelque analogie avec le bistouri trois-quarts du frère Côme, mais sa courbure en change tout-à-fait l'application, car, au lieu de ne faire qu'un avant-trou, si je puis ainsi dire, comme l'instrument du frère Côme, il exécute la division tout entière et il agit non en pressant sur l'aponévrose mais en la soulevant. Je viens de dire quelle doit être la disposition de l'aponévrotôme au moment de l'appliquer. La lame est dans sa gaîne et la pointe du trois-quarts est saillante : la concavité de l'instrument étant tournée en bas et regardant le côté supérieur du pubis, l'opérateur enfonce la pointe à la partie la plus inférieure de la ligne blanche, derrière la symphise : une saillie que présente la gaîne en *i* à cinq ou six lignes de son extrémité l'empêche d'arriver jusqu'à la vessie. La lame du trois-quarts est alors retirée dans sa gaîne et l'instrument retourné de telle sorte que sa concavité regarde en haut. Alors on glisse son extrémité aplatie sous l'aponévrose, que l'on soulève afin de repousser et d'en détacher plus sûrement le péritoine ; faisant sortir de sa gaîne la lame concave, comme on le voit figure 2, on divise d'un seul coup la ligne blanche dans une étendue jugée nécessaire, sans s'inquiéter du péritoine préservé de toute atteinte par l'interposition entre lui et l'aponévrose abdominale de la gaîne et du trois-quarts.

Fig. 3.

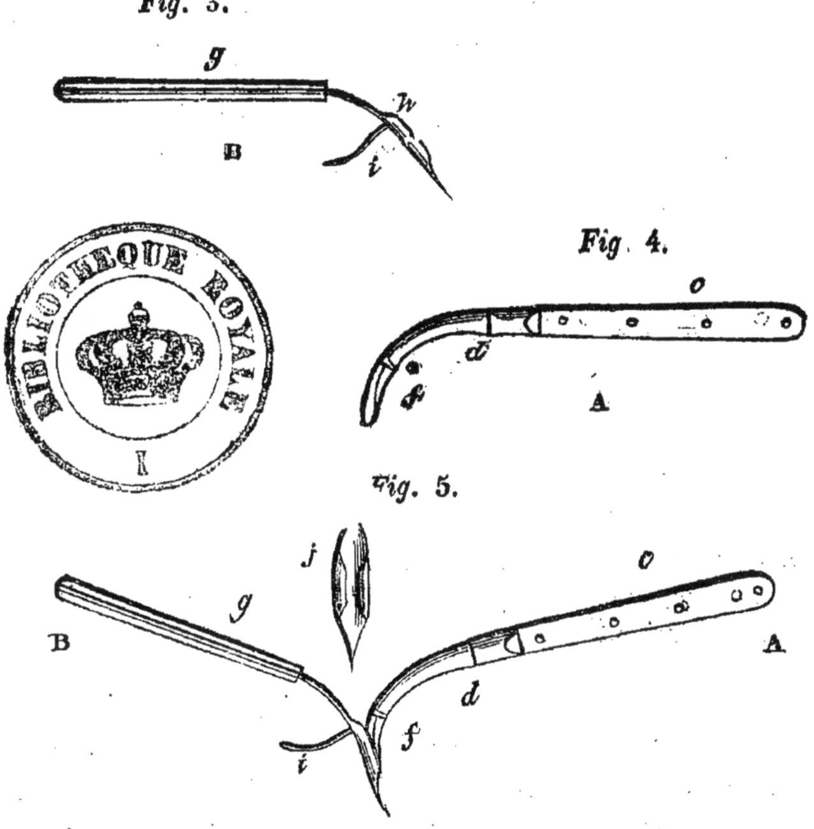

Le second aponévrotôme, plus simple dans sa structure, est représenté dans les figures 3.4 et 5 : il se compose d'une espèce de petite gouttière plate, tranchante, ayant la forme d'une plume taillée pour écrire ; cette gouttière, *h*, figure 3, est formée d'une portion métallique et d'un manche, *g*. On voit en *i* une avance qui empêche la gouttière conductrice de pénétrer trop profondément ; elle vient arc-bouter sur le pubis ; les bords de la gouttière sont relevés, comme on le voit en *h*, figure 4, et *j*, figure 5. Dans cette gouttière peut glisser le bistouri boutonné de Rousset, modifié par le frère Côme, puis ramené à sa forme presque primitive et plus convenable par M. Belmas, figure 4. Pour faciliter le glissement, j'ai fait pratiquer sur la lentille deux rainures que l'on voit en *f*. On peut comprendre par la figure 5 comment ce bistouri glisse dans sa gouttière conductrice. Si l'on pensait que l'applatissement transversal de la gouttière et de la lentille eût le moindre inconvénient à cause de la petite incision en travers faite par le tranchant de la gouttière, il serait très facile de lui donner ainsi qu'à la lentille du bistouri, un applatissement inverse.

Pour inciser la ligne blanche avec les derniers instrumens, l'opérateur présente la pointe du conducteur, dont la concavité est tournée en bas, à l'intersection aponévrotique, immédiatement audessus du pubis ; là il la plonge jusqu'à ce que la plaque modératrice, fixée à peu de distance de la pointe, porte sur la symphise.

Le bistouri aponévrotôme boutonné est alors conduit le long de la gouttière penniforme jusqu'au-dessous de l'aponévrose.

L'instrument conducteur est retiré et la ligne blanche incisée par un mouvement de pression plutôt qu'en faisant agir le bistouri en sciant.

Incision de la vessie.

L'incision de la vessie peut être faite sans conducteur ; c'est ainsi que pendant long-temps elle fut pratiquée. Cet organe était distendu par l'accumulation de l'urine retenue de force, ou par des injections. Pour se faire une idée de l'effet que produit l'introduction forcée d'un liquide dans une vessie contenant un calcul volumineux, il faut avoir été témoin de l'énergie des contractions et des atroces douleurs qu'elle détermine : ces douleurs sont telles que dans les neuf dixièmes des cas de pierres qui par leur volume nécessitent la taille suspubienne, la distension de la vessie est impossible. Pourtant des chirurgiens célèbres, tels que Rousset, Douglass, Morand, Ledran, Cheselden, ont préconisé l'injection. Les uns, il est vrai, tels que Rousset, n'avaient point pratiqué cette espèce de cystotomie, et les autres n'avaient pas songé encore à se servir d'un conducteur pour soutenir la vessie et l'ouvrir. M. Amussat, dit-on, met encore en pratique aujourd'hui le procédé de Morand, qui consiste à inciser la vessie distendue et à glisser rapidement l'indicateur de la main gauche dans l'ouverture faite à cet organe pour l'empêcher de s'affaisser ; pourtant cet habile chirurgien ne pratique la taille suspubienne que quand la lithotripie est impossible ; il doit rencontrer les difficultés et produire les accidens qui accompagnent la distension de la vessie hypertrophiée ; ou bien il opère à sec, et il doit être fort difficile de mettre alors en exécution le procédé de Morand.

Lorsque la pierre est très volumineuse, qu'elle remplit la vessie et qu'elle empêche les conducteurs d'arriver jusqu'à la paroi antérieure de cet organe, avec le doigt ou un élévateur placé dans le rectum on peut la soulever, et l'incision se fait sur elle; dans quelques circonstances exceptionnelles, c'est une disposition anormale, et non le volume de la pierre qui s'oppose au soulèvement de la paroi antérieure de la vessie par les conducteurs. En voici un exemple récent qui me paraît assez remarquable pour le relater ici.

M. C...., âgé de soixante-neuf ans, d'une stature élevée, d'une bonne constitution, éprouvait depuis six ans des douleurs en urinant et en allant en voiture, ses urines devenaient alors sanguinolentes. Deux fois il avait été sondé par différens chirurgiens sans que l'on eût rencontré de pierre ; la seconde exploration avait eu lieu en 1835. M. C... vint à Paris en octobre 1836, et M. le docteur Louis l'engagea à se faire sonder de nouveau. Je fus appelé, et je constatai tout d'abord la présence d'un calcul volumineux: la vessie se contractait avec une violence extrême sous l'influence de la sonde ; je remarquai dans la situation de la pierre quelque chose d'anormal, et je fis part à M. Louis de mon doute sur la réussite de la lithotripie. Pourtant il fut convenu que j'en tenterais l'application avec toutes les précautions convenables. Je fis prendre trois grains d'extrait gommeux d'opium fractionnés pendant les trente heures qui précédaient le moment fixé pour l'opération. Cette administration avait pour but de diminuer l'irritabilité de la vessie. J'ai dit dans mon traité de lithotripie que l'opium pris à l'intérieur pendant les deux jours qui précèdent l'opération est le moyen le plus puissant de diminuer les violentes contractions de la vessie que produit la présence des instrumens dans cet organe; mais chez quelques malades il faut quatre grains et plus pour produire cet effet. M. C... se trouvait dans ces conditions, car à peine quatre à cinq onces d'eau ayant été injectées, la vessie se contracta énergiquement et chassa le liquide. Une nouvelle injection fut faite, puis une troisième, et l'organe, fatigué, finit par se laisser distendre. Je pus m'assurer alors que la pierre ne reposait pas comme de coutume sur le bas-fond de la vessie, mais qu'elle était suspendue à sa paroi antérieure Je. cherchai à la saisir avec le brise-pierre pour la déloger ; mais, comme elle se présentait à l'instrument par son bord et par son plus grand diamètre, les mors glissaient sur la surface sans la pouvoir saisir. Je renouvelai cette tentative quelques jours plus tard avec le même résultat. MM. les docteurs Louis et Baswitz y assistèrent Je pensai à faire usage d'une pince courbe à deux mors, s'ouvrant latéralement, avec laquelle j'aurais pu saisir plus favorablement la pierre et peut-être la déloger. Cependant je réfléchis que quand bien même j'y parviendrais, l'existence d'une cellule étant bien démontrée, les fragmens du calcul, en admettant encore la possibilité de sa rupture, tendraient à s'y nicher, et que je n'aurais pas la certitude de débarrasser complètement la vessie. Je crus donc devoir déclarer que la taille suspubienne présentait seule des chances de guérison ; mais, sachant par de nombreux exemples combien il en coûte aujourd'hui aux malades pour se soumettre à cette opération, je proposai d'appeler un autre lithotritiste et de remettre

M. C.., à ses soins dans le cas où il jugerait le broiement possible. Sur le refus de cette proposition, M. Marjolin et M. Sanson furent réunis en consultation avec M. Louis et moi. La situation et la fixité de la pierre furent reconnues par ces deux habiles chirurgiens et la taille suspubienne adoptée comme l'unique moyen de salut.

Je pratiquai le surlendemain cette opération en présence de MM. Louis, Pasquier fils, Laugier, Alph. Sanson, Cocteau, Ossandon. Je commençai, après avoir injecté quelques onces d'eau, par introduire un brise-pierre courbe, que je destinais à soulever la pierre quand le moment d'inciser la vessie serait venu. La division de la ligne blanche fut pratiquée au moyen du bistouri courbe, lenticulé, précédé de sa gouttière conductrice, fig. 3. 4. 5. Ce temps de l'opération eut lieu rapidement et sans prendre d'autre précaution que de faire glisser la lentille le long de la face interne de l'aponévrose abdominale pour refouler le péritoine. Aussitôt on vit apparaître le flocon graisseux signalé par Scarpa; mais il était d'un volume peu commun; le sang coulait assez abondamment en nappe de l'angle inférieur de la plaie ; la ligature étant impossible, je continuai l'opération : j'écartai les branches du brise-pierre au-dessous du calcul, je le soulevai par l'abaissement de la portion extra-urétrale de l'instrument que je confiai à un aide ; j'incisai la vessie sur la pierre, et je pus immédiatement l'amener au-dehors en la saisissant avec mes doigts. Elle avait la figure d'un ovoïde aplati ; sa longueur était de vingt-huit lignes, un sillon profond d'une ligne et demie dans quelques endroits partageait la surface de la pierre en deux moitiés presque égales et indiquait le point sur lequel pressaient les fibres musculaires de la vessie, écartées pour former les bords du vaste chaton dans lequel se trouvait fixé le calcul. Mon intention, avant de commencer l'opération, était de passer un fil de caoutchouc dans chaque lèvre de la division de la vessie pour les soutenir et prévenir l'infiltration de l'urine, comme je le dirai plus loin, mais je craignis de prolonger l'opération ; le peu d'étendue de l'ouverture que j'avais pratiquée à la vessie diminuait d'ailleurs mes craintes au sujet de l'infiltration urinueuse ;

quelques morceaux d'agaric placés dans l'angle inférieur de la plaie arrêtèrent l'écoulement du sang.

M. C..., qui avait supporté l'opération avec un calme et un courage admirables, fut pris immédiatement après d'un frisson convulsif ; le pouls devint serré, la face pâle et livide, ensemble de symptômes qui pouvaient me faire craindre une mort immédiate, comme deux fois j'en avais été témoin, dans le cours de mes études médicales à la suite d'opérations de taille. Je me hâtai de placer le malade dans son lit, de le réchauffer et de lui donner à forte dose de l'eau de fleurs d'oranger, de l'essence de menthe. La réaction s'opéra au bout de trois quarts d'heure, et je pus songer à placer la sonde qui devait donner issue à l'urine. Dans la soirée j'adaptai à cette sonde l'appareil aspirateur de M. Soyer, dont nous donnerons une idée quelques feuillets plus loin ; mais il ne fonctionnait pas d'une manière régulière et continue ; souvent il se passait dix minutes sans que l'eau fût teinte par une seule goutte d'urine : en conséquence, je le retirai le lendemain. Pendant deux jours l'état du malade parut très satisfaisant ; mais ensuite le ventre devint sensible au toucher, il se balona, l'hémorrhagie se renouvela plusieurs fois, trop peu abondamment, il est vrai, pour alarmer, mais seulement de manière à exempter de la saignée ; le pouls était fréquent et serré, la langue se sécha et brunit, l'urine réflua par la plaie en abondance, quoique la sonde fût placée convenablement, et le sixième jour le malade mourut.

Le chatonnement de la pierre n'est pas la seule circonstance digne de remarque dans cette observation : l'hémorrhagie lente, peu grave en apparence au premier abord, et son renouvellement le quatrième jour, méritent aussi d'être notés. D'où provenait ce sang? Était-ce d'une anastomose anormale des artères épigastriques ou obturatrices? Cet écoulement de sang contribua-t-il à déterminer de la suppuration dans le petit bassin? Favorisa-t-il l'infiltration urinaire en empêchant l'épanchement de la limphe coagulable, ou bien, au contraire, la formation d'un caillot dans la plaie n'était-elle pas de nature à s'opposer à l'infiltration? Qu'elle que soit la réponse à ces questions, nous voyons par ce fait une nouvelle preuve de la possibilité d'une hémorrhagie dans la taille hypogastrique.

Rousset, qui traça le premier les règles de la cystotomie sus-pubienne, avait songé à soutenir la vessie au moyen d'un cathéter canelé sur sa convexité ; la canelure, par un mouvement de rotation de l'instrument, devait être dirigée en haut, de manière à présenter un point d'appui pour l'incision. Ce mouvement de rotation s'exécute très bien sur le cadavre ; mais il n'en est pas de même dans une vessie vivante, dont la capacité est toujours ort diminuée par la présence d'un calcul.

Le conducteur le plus généralement employé est la sonde à dard inventée par le frère Côme et modifiée récemment par M. Belmas d'une manière utile et ingénieuse. Je ne chercherai point à grossir les défauts de l'instrument du frère Côme pour faire ressortir les avantages d'un autre ; je conviens qu'en ayant soin de saisir à travers les parois de la vessie soulevée le mamelon formé par l'extrémité de la sonde, de ne faire saillir le dard que lorsque le repli du péritoine a été refoulé en haut, et de ne point abandonner ce mamelon pendant l'incision, le troisième temps de l'opération peut être exécuté d'une manière régulière et précise ; toutefois, il me semble que l'instrument laisse à désirer quelque chose : ainsi, la canelure nécessairement étroite que porte le dard est un guide peu sûr pour le bistouri ; la paroi antérieure de la vessie n'est pas suffisamment tendue pour que la section se fasse d'une manière nette et facile. Si du sang épanché masque le fond de la plaie et que le péritoine glisse sous le doigt qui le repousse, il sera percé par le dard et incisé par le bistouri. M. Belmas a diminué la chance de l'ouverture du péritoine et augmenté la tension de la paroi de la vessie en donnant à la sonde du frère Côme une disposition nouvelle décrite dans son *Traité de la Cystotomie suspubienne.* Pourtant la canelure ne présente pas plus de surface dans l'une que dans l'autre. La sonde de M. Belmas, quelque ingénieusement conçue qu'elle soit, laisse donc encore à désirer comme guide.

Pour faire d'une manière facile et sûre l'incision de la vessie, j'ai successivement mis en usage divers instrumens. Dans les premières opérations que j'ai pratiquées, je me suis servi, pour soulever la paroi antérieure de cet organe, de la pince imaginée par Astley·Cooper pour l'extraction des petites pierres, à laquelle j'ai fait subir quelques légers changemens pour l'approprier à sa nouvelle destination. Voyez la figure 6. La paroi antérieure étant soulevée, les deux branches terminées par des mamelons étaient écartées par le retrait de la tige portant un bouton. Bientôt je m'apercus que, d'une part, j'avais, sans le savoir, copié Archibald Cleland qui, dès l'année 1740, se servait d'un instrument analogue, et, d'une autre part, que cet élévateur était vicieux : l'étendue de sa courbure, nécessaire pour soulever suffisamment la paroi vésicale, rend son introduction difficile, et comme la sonde à dard du frère Côme, il peut à cause de cette grande courbure rencontrer la vessie trop près de son sommet, ramener en bas ce sommet dans le mouvement d'abaissement et avec lui le repli du péritoine qui serait blessé par le bistouri. L'élasticité des branches, leur écartement dans le col, étaient encore la cause d'autres inconvéniens.

Pour rendre impossible l'affaissement de la vessie, je me suis servi pour pénétrer dans cet organe du cystotome suspenseur que l'on voit dans les fig. 7 et 8.

Fig. 6.

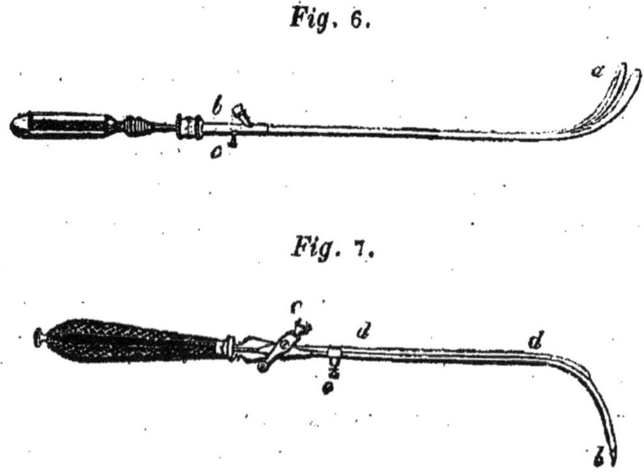

Fig. 7.

Fig. 8.

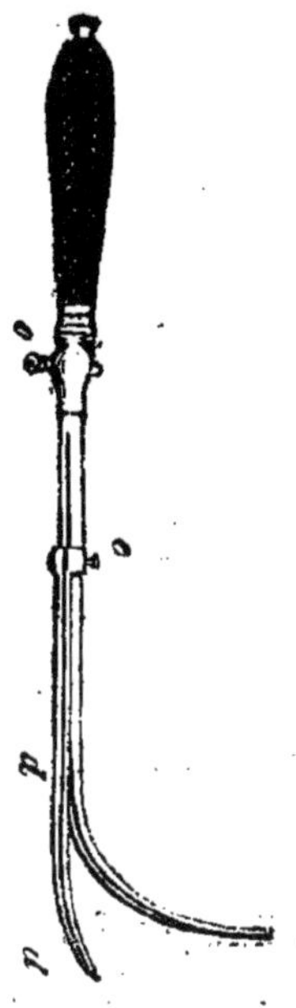

Il est formé d'un tube aplati, courbe dans son tiers inférieur, contenant une tige terminée par un trois-quarts en fer de l'ance *b*, qui rentre ou sort suivant que l'en incline la petite bascule *c*. Une sonde canelée *d d* est adaptée à la face convexe du tube, sur laquelle elle glisse. On peut la fixer au moyen du coulant et de la vis *e*.

Le trois-quarts faisant saillie et la canelure étant appliquée contre le tube, comme on le voit dans la figure 7, le cystotome est plongé un peu en avant de l'écartement des branches du souleveur de la vessie, le fer de l'ance est immédiatement retiré dans la gaîne ; le tube est insinué sous la paroi latérale, puis, par un mouvement de quart de rotation, ramené vers le sommet de la vessie, qu'il soulève ; la canelure est alors poussée en bas pour guider le bistouri au moyen duquel est faite l'incision vers le col : c'est ce que représente la fig. 8. Cet instrument, comme on le voit, peut tenir lieu de crochet.

Plus tard, je songeai à ouvrir la vessie de dedans en dehors :

pour cela, je fis exécuter un cystotome disposé comme mon lithomètre ou comme le percuteur de M. Heurteloup. Voyez fig. 9
et 10.

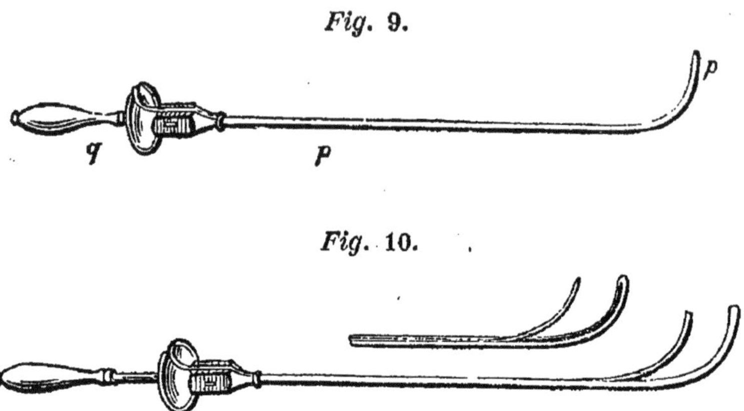

Fig. 9.

Fig. 10.

La branche femelle ou fixe *p p* forme une gaîne qui reçoit la
branche mâle ou mobile *q*, laquelle est tranchante sur sa concavité, excepté à sa partie inférieure, afin de ne pas entamer le
col ; pour faire usage de cet instrument, il suffit, après avoir sou-
levé la paroi antérieure de la vessie, de saisir entre le pouce et
l'index l'extrémité de la gaîne à travers la paroi vésicale, puis
d'éloigner la branche mobile de la branche fixe maintenue entre
les doigts : dans ce mouvement, la vessie, qui forme un plan
oblique et tendu, sera nécessairement divisée à partir de quatre
lignes en avant du point auquel répond l'extrémité de la branche fixe jusqu'à deux travers de doigt en arrière de son col.

On peut dire qu'au moyen de ce cystotome l'incision se fait
mécaniquement, que son étendue peut être calculée à l'avance et
suivie de l'œil, soit sur le fond de la plaie, que ne cachent ni la
main de l'opérateur ni le bistouri, soit sur la tige de la branche
mobile. Pourtant, cette lame mise à nu dans l'intérieur de la vessie a paru effrayer plusieurs praticiens expérimentés, et M. Amussat entre autres m'a témoigné ses craintes à cet égard. Ces ap-
préhensions ne me semblent pas fondées : toutefois, je ne me
suis pas efforcé de les détruire, car mes idées sur la meilleure
manière d'ouvrir la paroi de la vessie s'étaient modifiées.

Rousset, dont nous avons déjà loué le procédé opératoire, avait eu raison, je crois, de plonger le bistouri près du colet de faire l'incision de bas en haut : en agissant ainsi l'on est moins exposé à blesser le péritoine et la paroi de la vessie, mieux tendue et divisée d'une manière plus nette et plus rapide. Mais si au lieu d'agir sans conducteur, comme Rousset, l'on soulève la paroi antérieure de la vessie, qui se trouve tendue entre deux branches, écartées autant que le permet l'extensibilité de l'organe, alors ces conditions seront encore plus sûrement remplies. C'est dans ce but que j'ai fait exécuter les souleveurs vésicaux que j'ai représentés dans les fig. 11, 12 et 13.

Fig. 11.

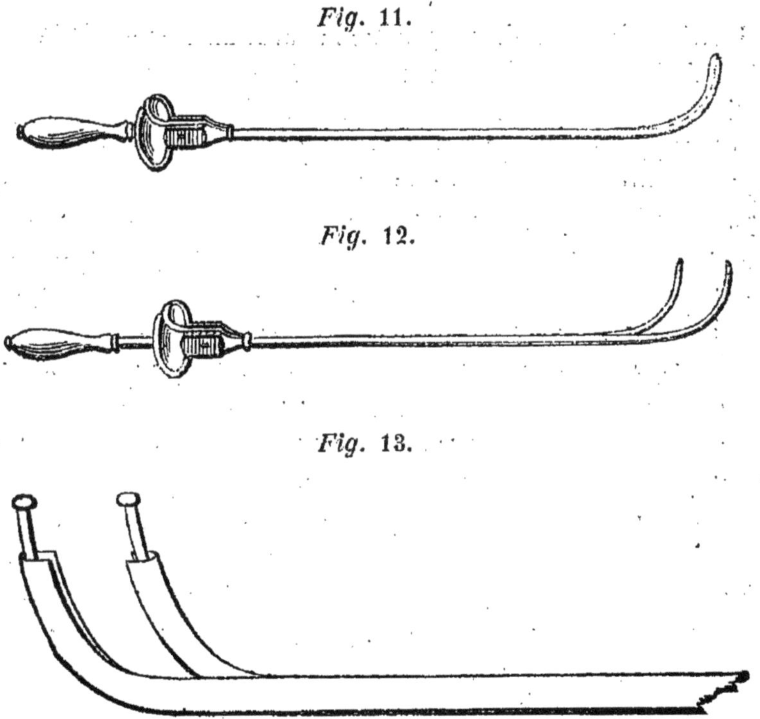

Fig. 12.

Fig. 13.

L'un est formé, comme mon lithomètre ou comme le brise-pierre de M. Heurteloup, de deux pièces glissant à coulisse et s'éloignant l'une de l'autre, fig, 11 et 12 ; la disposition principale du second instrument est semblable ; mais de plus dans la gouttière de chaque branche est logée une tige plate terminée par un bouton, fig. 13.; lorsqu'on pousse cette tige, elle dépasse la branche et soulève la paroi de la vessie, tandis que la branche mobile, plus courte lorsque son bouton n'est point saillant, tirée vers le col, tend cette paroi et marque le point où doit commencer l'incision. Pour ouvrir la vessie ainsi soutenue et tendue l'on peut faire usage du bistouri courbe pointu de Rousset ou d'un bistouri ordinaire. L'incision terminée, le crochet suspenseur est introduit dans la plaie et placé dans l'angle supérieur ; le souleveur de la vessie est fermé, puis retiré.

Suspension de la vessie.

La nécessité de tenir suspendue la paroi antérieure de la vessie dès qu'elle est ouverte, n'est mise en doute par personne : le doigt indicateur, glissé rapidement dans la cavité de l'organe et placé demi-fléchi dans l'angle supérieur fut le moyen que l'on imagina d'abord tout naturellement, ainsi que nous le voyons dans le procédé de Rousset. Mais le doigt est volumineux et peut gêner l'extraction de la pierre, outre qu'il peut être égratigné par elle ; aussi, plus tard, on remplaça le doigt par des crochets ou des gorgerets courbes. Ces instrumens peuvent très bien soulever la vessie; mais, à moins d'avoir un diamètre considérable, ils ne tiennent pas écartées les lèvres de la division et ne remplissent conséquemment que la moitié des conditions qui favorisent l'introduction de la tenette et l'extraction de la pierre.

Dans le but de soulever et d'écarter en même temps l'angle supérieur de la plaie, je songeai à produire (moins le volume) un effet analogue à celui des doigts index et médius introduits dans la plaie demi-fléchis et écartés ; c'est ce qui a lieu dans le crochet suspenseur représenté dans les fig. 14 et 15.

Fig. 14.

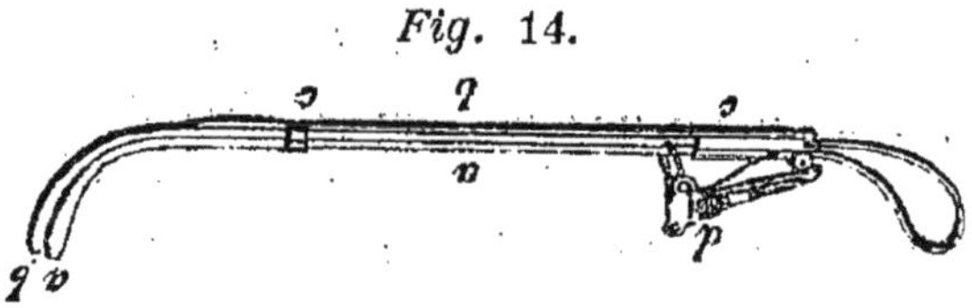

Il est formé de deux tiges courbes *a b* accolées l'une à l'autre
et retenues dans cette position par deux anneaux *c c* dans lesquels
elles tournent, suivant que la petite plaque *d* s'abaisse ou se re-
lève; deux petites branches *e* légèrement arquées en dehors sont
implantées obliquement sur les tiges principales. Leurs extrémités sont engagées dans les deux trous de la plaque. Celle-ci, dans
son mouvement d'abaissement, force les deux petites branches à
s'incliner à droite et à gauche, ce qui ne peut se faire sans que
les tiges tournent sur elles-mêmes et sans que dans ce mouvement
de rotation leurs extrémités s'écartent : que l'on place deux sondes courbes à côté l'une de l'autre et qu'on les tourne en sens
opposé, l'on aura de ce mouvement une idée exacte. Une pince à
pansement à branches courbes pourrait produire un effet presque analogue.

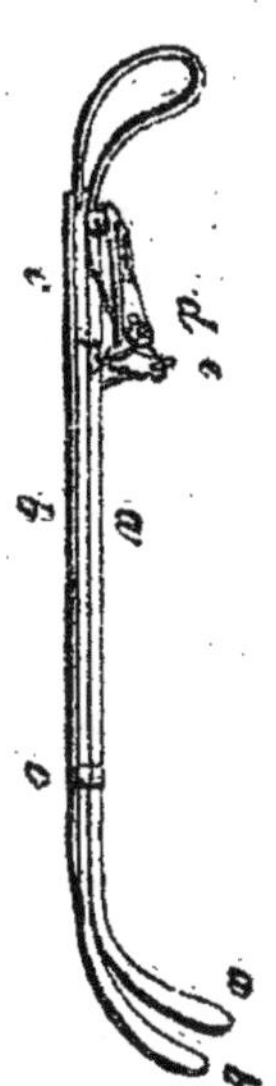

Ce crochet dilatateur peut sembler compliqué au premier coup
d'œil; il est pourtant fort simple et fort léger; il occupe peu de
place et je puis assurer qu'il remplit convenablement le but dans
lequel je l'ai imaginé; c'est aussi l'opinion de M. le professeur
Sanson, comme on pourra le voir dans le rapport à l'Académie.

Extraction de la pierre.

Pour faire l'extraction de la pierre les tenettes suffisent d'ordinaire, le doigt peut aider à la placer convenablement entre les cuillers. La tenette à deux branches et trois cuillers de Francis Cluley est ingénieusement conçue , M. Belmas la regarde comme très commode. Le forceps à branches tournantes de M. Bernard m'a donné l'idée de faire exécuter une tenette à branches également tournantes, mais je n'ai pas eu l'occasion d'en faire l'application. Cette tenette a de l'analogie avec le crochet de M. Earle ; l'instrument de M. de Rongé, que j'ai publié en 1825 dans mon traité des moyens de guérir de la pierre, devait aussi agir d'une manière semblable, mais ces deux instrumens sont bornés dans leur ouverture,tandis que la tenette à branchestournantes peut recevoir un écartement proportionné au volume de la pierre. La tenette à branches indépendantes de frère Côme est préférable lorsque la pierre est très volumineuse.

Est-il nécessaire, est-il même convenable de briser les calculs pour les extraire ? Je suis de l'opinion de ceux qui désapprouvent cette pratique : toutes les manœuvres que l'on fait dans une vessie ouverte par la taille sont toujours extrêmement dangereuses ; mieux vaut agrandir l'incision ou faire lentement l'extraction en dilatant doucement les lèvres de la division. Dans le but d'opérer l'écrasement de la pierre, j'ai fait exécuter, il y a six ans, par M. Gréling, une pince formée de trois branches indépendantes et recourbées, pouvant être engagées séparément autour de la pierre et venant se réunir sur un point commun. Cet instrument produit simultanément ou successivement, suivant que le désire l'opérateur, l'éclatement et l'écrasement : ce dernier effet résulte du glissement sur les branches d'un anneau obéissant à une vis. Le crochet, à développement d'Earle, est également muni d'un tire-fond pour faire éclater la pierre entière. M. Charrière a disposé des tenettes à branches indépendantes de manière à recevoir un foret à éclatement; un instrument imaginé et publié par Marcod de Inarchi en 1795 a quelque analogie avec ce dernier. Je crois, je le répète, que les inconvéniens et les dangers du brisement de la pierre , après la cystotomie, doivent faire rejeter ce procédé ou du moins en restreindre l'application à des cas tout-à-fait exceptionnels.

Quelques circonstances peuvent rendre l'extraction de la pierre difficile. Telles sont l'adhérence et l'enchatonnement. L'adhérence des pierres avec la muqueuse vésicale a été mise en doute par plusieurs chirurgiens, et dans le nombre je citerai Dupuytren ; cette adhérence me paraît cependant bien manifeste, et si je n'ajoutais pas une foi entière aux récits de quelques auteurs je ne pourrais du moins refuser de croire au témoignage de mes yeux. En effet, sur un malade opéré de la taille suspubienne, en 1833, par M. Berard jeune; l'adhérence entre la pierre, qui était volumineuse, et la muqueuse vésicale avait lieu sur toute la surface, et on fut obligé de séparer l'une de l'autre avec une spatule. J'ai rapporté ce fait plus en détail dans mon traité de lithotripie 1836. Ces adhérences ont lieu d'ordinaire lorsque la surface de la pierre est inégale et la vessie fongueuse : les végétations de la muqueuse s'engagent dans toutes les anfractuosités de la pierre, s'y développent et ne peuvent plus en être séparées sans déchirure.

Les exemples de pierres chatonnées sont beaucoup plus nombreux ; lorsque la cellule qui contient la pierre existe à la face antérieure, l'extraction est facile et peut même être faite avec les doitgs, comme j'en ai rapporté tout-à-l'heure un exemple ; mais il n'en est pas de même lorsque le chaton est dans tout autre point. Frère Côme rapporte qu'il fut obligé de dilater une cellule située au bas-fond, de faire soulever la pierre avec un doigt introduit dans le rectum et de l'extraire au moyen d'un crochet. Un fait presque en tout semblable s'est présenté à moi : j'ai retiré d'une cellule par une sorte d'énucléation une pierre d'un pouce de diamètre qui n'était apparente que par une surface de trois lignes. Cette opération est relatée dans le rapport de M. Sanson.

Tous les instrumens dont on vient de lire la description ne sont pas également convenables. Plusieurs, comme je l'ai dit, ont été successivement mis à la réforme ; l'appareil dont aujourd'hui je me sers est composé du bistouri aponévrotôme avec son con-

ducteur, représentés fig. 3, 4, 5, p. 11., du souleveur de la vessie , fig. 13, du bistouri courbe, pointu de Rousset, et du crochet
suspenseur fig. 14 et 15. Le cystotome représenté p. 20, fig. 10,
si je parviens à lui donner un degré satisfaisant de perfection,
remplacerait le souleveur de la vessie et le bistouri courbe
pointu de Rousset.

Evacuation de l'urine.

En examinant les divers procédés que nous venons de parcou-
rir, on peut voir combien de précautions sont prises pour éviter
la lésion du péritoine. Cette lésion, dont semblent uniquement
préoccupés les auteurs, est-elle, en effet, aussi redoutable qu'elle
paraît l'être ? S'il n'y avait à craindre le passage de l'urine dans
la cavité de cette membrane, on pourrait supposer que son incision ne présenterait pas plus de danger que dans l'opération de
la hernie étranglée ; je sais même quatre malades chez lesquels
le péritoine a été ouvert dans la taille suspubienne et qui ont guéri.

La taille hypogastrique donne lieu quelquefois à la péritonite
sans qu'il y ait eu lésion de cette membrane ; mais quelque redoutable que soit cette inflammation, elle cause moins souvent la
mort que l'infiltration urineuse dans le tissu cellulaire du bassin.
La fréquence de cet accident porta le frère Côme à ouvrir une issue plus libre à l'urine au moyen d'une canule introduite par une
ponction au périnée, exécutant ainsi par calcul ce que Franco
s'était vu forcé de faire par les circonstances imprévues dans lesquelles il pratiqua pour la première fois cette opération. Quelques personnes doutent que Franco ait incisé le périnée avant de
se déterminer à ouvrir la vessie au-dessus du pubis, mais il suffit
de lire sa relation avec quelque réflexion pour demeurer con-
vaincu qu'il pratiqua la taille périnéale, et que trouvant l'extraction
de la pierre impossible par cette voie, il imagina sur-le-champ la
cystotomie suspubienne, qui réussit.

S'il faut en croire le frère Côme, l'ouverture faite au périnée
pour donner un écoulement plus libre à l'urine influa d'une manière favorable sur le résultat de ses opérations, et pourtant nous
avons vu que l'année dernière l'Académie des Sciences a décerné
une récompense à M. Souberbielle pour avoir renversé ce qu'a-

vait fait son grand-oncle, supprimé l'incision du périnée et ramené la taille suspubienne à la simplicité des procédés de Rousset, Douglass et Morand, etc. Quelque jour peut-être l'insuffi-
sance des moyens d'épuisement de la vessie fera considérer comme
une chose utile le retour aux idées du frère Côme.

Plusieurs moyens ont été mis en usage pour donner à l'urine
un écoulement continu par l'urtère; lorsque le frère Côme ne pra-
tiquait pas encore l'incision du périné, il plaçait dans l'urètre la
sonde en *s*. Mais la dureté d'une canule métallique était nuisible,
et cette circonstance fut probablement une de celles qui le déter-
minèrent à faire la ponction. Les sondes en gomme, exemptes
de cet inconvénient durent être préférées depuis, et maintenant elles sont mises en usage par tous les chirurgiens.

Pourtant, malgré la sonde flexible laissée à demeure, nous
voyons trop souvent encore des infiltrations urinaires. Pour
seconder l'effet de la sonde l'on a cherché à produire par divers
moyens une sorte de succion. M. J. Cloquet s'est servi pour
cela de son siphon aspirateur; un jeune médecin américain,
M. Sohyer, a imaginé dans le même but un appareil dont voici
en peu de mots la description : un long tuyau flexible s'adapte
hermétiquement à la sonde par un bout tandis que l'autre est
reçu dans un vase de nuit placé sous le lit; le tube communique
vers la moitié de sa longueur par une ouverture latérale très
étroite avec un réservoir plein d'eau; le liquide tombe goutte à
goutte dans le tuyau; chaque goutte chasse devant elle l'air con-
tenu dans la moitié inférieure du tuyau et fait le vide derrière
elle, de là résulte dans la sonde une sorte d'aspiration.

J'ai moi-même fait exécuter un appareil aspirateur formé de
deux cônes en verres adossés par leur sommet et communiquant
par une ouverture très étroite comme les sabliers qui tenaient
lieu d'horloges dans le moyen âge. Seulement les deux cavités
n'ont pas une capacité égale; le vide se fait dans le grand cône
avec une pompe à ventouse; un tuyau flexible partant du petit
cône va se joindre à l'extrémité de la sonde introduite dans la
vessie. La communication étant établie, l'aspiration a lieu; elle
est ralentie et régularisée par les gouttes d'urine tombant dans

le petit cône, lesquelles ne pouvant passer que lentement à travers l'ouverture capillaire de communication des deux cônes, empêchent que la succion soit trop énergique et prolongent sa durée.

On pourrait encore appliquer à l'épuisement de la vessie le mécanisme de la lampe Carcel ; la partie qui sert de réservoir à l'huile serait fermée hermétiquement pour que le vide et l'aspiration de l'urine pussent y être faits au moyen d'un tuyau de communication flexible joint à la sonde. Ces divers appareils, lorsqu'ils fonctionnent à découvert et dans des vases inertes, aspirent, d'une manière continue et régulière, les liquides dans lesquels plonge l'extrémité de la sonde ; mais dans la vessie de l'homme vivant les choses n'ont pas tout-à-fait lieu de la même manière, et souvent l'aspiration est suspendue momentanément. Cette suspension peut résulter de diverses causes : les yeux de la sonde trop enfoncés peuvent se trouver au-dessus du niveau de l'urine, ou bien ne pas cesser de passer le col. La sonde peut être obstruée par des caillots de sang ou des mucosités. La vessie contractée, affaissée sur elle-même, n'ayant plus de capacité, ne peut retenir l'urine, qui tend à passer par-dessus les bords de la division et à se répandre dans le tissu cellulaire du bassin ; quelquefois, enfin, on ne peut expliquer pourquoi la sonde étant libre et convenablement placée, l'urine reflue cependant par la plaie de l'hypogastre. La première cause disparaît par la multiplicité des yeux de la sonde ; la seconde, l'engouement, oblige à déboucher la sonde avec une bougie fine, à la retirer pour la nétoyer et la replacer ensuite; pour obvier à la tendance de l'urine à refluer vers l'abdomen, on a pratiqué la suture de la vessie ; l'on a cru pouvoir empêcher encore en plaçant dans la plaie de l'hypogastre tantôt une mèche de linge, tantôt une sonde en gomme.

La suture a dès long-temps été considérée comme un moyen de prévenir l'infiltration de l'urine.

Dionis et J. L. Petit se montrèrent ses partisans, mais l'expérience ne lui a point été favorable. Prébisch et le frère Côme qui l'ont pratiquée furent forcés de couper les fils pour faire cesser la douleur et arrêter le développement de l'irritation.

La difficulté que l'on doit éprouver à faire isolément la suture de la vessie sur l'homme vivant a pu contribuer aussi à la réprobation dont elle est frappée, réprobation contre laquelle échouera probablement l'ingénieux instrument imaginé par M. Colombat pour faciliter cette partie de l'opération.

En effet, il est à peu près impossible de fermer assez complètement la vessie par des points de suture pour prévenir la sortie de l'urine ; cette suture ne peut être faite sans lacérer dans toute la longueur de la division le tissu cellulaire qui se laisse plus facilement infiltrer ensuite : enfin le gonflement inflammatoire qui s'empare des bords de la plaie détermine des tiraillemens fâcheux sur les parties que la suture tient forcément en contact.

La mèche de linge dans la plaie me semble, malgré le grand nom de Dupuytren, sans avantage, mais non sans inconvénient ; la sonde, placée de même dans la plaie de l'hypogastre détourne mieux l'urine que ne le fait la mèche, mais l'affaissement de la vessie la rend souvent insuffisante, et malgré les deux voies qui lui sont ouvertes, l'urine s'infiltre encore dans le tissu cellulaire du bassin.

Il faut bien le reconnaître, aucun des moyens que nous venons de passer en revue ne met complètement à l'abri de l'infiltration urineuse, le plus grave et le plus fréquent des accidens auxquels la taille peut donner lieu ; pourtant, bien loin de les rejetter, je pense qu'ils peuvent avec quelques modifications être mis simultanément en usage.

Nous avons dit que la vessie affaissée sur elle même, ne forme souvent plus une cavité capable de retenir l'urine ; le moyen de remédier à cette puissante cause d'infiltration serait sans contredit la suture, si la suture n'avait pas, ainsi que nous venons de le voir, des inconvéniens qui dominent ses avantages. Toutefois, je me suis demandé si les accidens observés par le frère Côme et par quelques autres opérateurs provenaient du procédé lui-même ou du mode d'exécution. Le rapprochement des lèvres de la division de la vessie est impuissant pour produire une occlusion complète, et la constriction qui résulte des points de suture détermine des accidens, lorsque survient le gonflement inflammatoire. C'est donc ce rapprochement forcé et cette constriction qu'il convient d'éviter ; c'est ce que j'ai fait par la transformation de la suture en un simple soulèvement des bords des parois de la vessie : lorsque, momentanément, les sondes cessent de fonctionner par l'une des causes que nous avons précédemment indiquées, l'urine est retenue dans la cavité de la vessie et ne peut que bien plus difficilement passer par dessus les bords de la division. Un fil engagé dans chaque lèvre de la plaie de la vessie et noué sur un bout de sonde en gomme mis a plat en travers de la plaie de l'hypogastre, maintient soulevées les parois. La flexibilité de la sonde suffirait peut-être pour empêcher les tiraillemens que produit le gonflement inflammatoire, mais pour le prévenir plus sûrement encore, je me sers de fils de caoutchouc tels qu'on les prépare pour les bretelles et les jarretières ; ces fils élastiques sont utiles encore dans la staphyloraphie, les sutures du périné, du vagin, comme j'aurai l'occasion de le faire voir dans un autre travail. Les fils peuvent être passés au moyen des porte-aiguilles de M. Dieffenbach ou de M. Graefe. J'ai cependant, pour abréger l'opération, disposé les branches de mon crochet suspenseur de manière à pouvoir servir de porte-aiguilles. Au moyen d'un mécanisme, l'aiguille tourne sur un axe pour pénétrer à travers les parois de la vessie ; après quoi elle est abandonnée. puis saisie avec une pince qui l'amène en dehors ainsi que le fil. Au bout de trois jours, les bords de la plaie de la vessie contractent des adhérences avec le tissu cellulaire sous-aponévrotique, et au bout de sept à huit jours, elles sont assez solides pour rendre le fil inutile. La condition que je considère comme essentielle étant remplie par la suspension des lèvres de la division de la vessie, il s'agit de donner issue au liquide, et comme deux sûretés valent mieux qu'une, je pense qu'il est convenable de faciliter l'écoulement tout à la fois par l'urètre et par la plaie de l'hypogastre ; pour produire cet effet, M. Heurteloup au lieu de placer deux sondes a proposé d'en introduire une fort longue dont l'extrémité vient ressortir par la plaie de l'abdomen qu'elle dé-

passe ; j'ai adopté cette pratique, je me sers de sondes œsopha-
giennes d'un petit calibre et à courbure fixe ; je fais pratiquer
plusieurs trous, à partir de dix pouces dans une longueur de
deux pouces environ ; la multiplicité des trous et l'espace dans
lequel ils sont pratiqués fait que le liquide trouve toujours à
s'échapper malgré les variations d'enfoncement ou de saillie de
la sonde.

Pour opérer l'épuisement de la vessie, la sonde, avons-nous dit,
agit à la manière d'un siphon ; mais ce ˥siphon ne peut fonctionner convenablement si la branche évacuatrice n'est pas aussi dé-
clive que la branche d'aspiration; c'est pourquoi il est important
d'élever le bassin afin de pouvoir déprimer assez le bout de la
sonde pour le faire descendre au-dessous du niveau du bas-fond
de la vessie. Cette précaution m'a paru suffisante pour produire
une évacuation complète et continue, lorsque la sonde n'est
pas obstruée par du sang ou des mucosités. Si elle l'était et si
l'on ne pouvait, avec une petite bougie passée dans sa cavité,
parvenir à la dégager, il faudrait la retirer, la nettoyer et la replacer. Toutefois cette réintroduction n'est pas toujours facile; il
faut que la courbure de la sonde soit très grande pour que son
extrémité vienne sortir d'elle – même par la plaie de l'hypogastre, car, dans ce cas, il n'y a pas d'autre parti à prendre.

Si, pour surcroît de précautions, on veut faire usage de l'un
des appareils aspirateurs dont nous avons parlé tout à l'heure,
principalement de celui de M. Sohyer, la position un peu élevée du
bassin et de la partie supérieure du corps en favorisera l'application.

Je n'ai rien de nouveau à dire sur le reste du traitement ; lorsque l'infiltration de l'urine a lieu, c'est ordinairement vers le
troisième jour que ses effets se manifestent. La plaie devient gri-
sâtre, le pouls est petit, fréquent ; le ventre se météorise ; il est
sensible à la pression ; les accidens marchent avec une grande
rapidité, et la mort a lieu le sixième ou le huitième jour. Dans
quelques circonstances, des indices funestes font pressentir la
mort dès les premiers instans qui suivent l'opération. Tel est

un frisson violent, telle est encore une vive douleur dans l'un des flancs, que ni les sangsues, ni les applications émollientes, ne peuvent calmer.

J'ai vu deux fois surtout ce symptôme se manifester d'une manière bien tranchée ; j'ai rapporté l'un de ces faits dans mon traité de lithotripie, page 72; ici la taille latéralisée avait été pratiquée par M. Pasquier dans des circonstances défavorables.

Le second malade était M. de G.., de Nancy. Les symptômes de pierre existaient chez lui depuis quatre ou cinq ans ; des tentatives de broiement avaient été faites et comme elles n'avaient point été suivies de succès, le malade vint à Paris et, par le conseil de M. Simonin, se confia à mes soins. Dès la première exploration, je dis que le volume de la pierre était considérable, la vessie contractée, que je n'étais point surpris de l'inefficacité des tentatives précédentes et que je craignais de n'être pas plus heureux.

Cependant pour obéir au désir du malade et de sa famille, je consentis à faire un essai : je le plaçai dans les conditions les moins défavorables ; je fis prendre un grain d'opium pendant les trois jours qui précédèrent l'instant fixé pour l'opération ; je me servis du lit d'Heurteloup pour engager plus facilement le calcul entre les mors ; malgré toutes ces précautions, je ne pus développer un instrument à longues branches à cause de la contraction de la vessie ; un instrument à mors plus courts pouvait bien se développer et saisir la pierre, mais le volume et la dureté de ce corps le faisaient échapper, sans que les mors pussent l'entamer. La douleur causée par ces tentatives étant excessive, je persuadai à M. de G... de se soumettre à la cystotomie suspubienne qui fut un peu laborieuse ; l'opération était à peine terminée, qu'une vive douleur se manifesta dans la région iliaque droite et persista, malgré l'application réitérée de sangsues, de cataplasme et l'immersion prolongée dans le bain ; le troisième jour, le ventre tout entier était devenu douloureux, je fis sur cette région des frictions avec la pommade mercurielle à forte dose, mais l'inflammation du péritoine ne fut point arrêtée, et le malade succomba le sixième jour. L'autopsie faite par MM. les docteurs Cocteau et Cabanellas, a fait voir une inflammation phlémoneuse du petit bassin.

Nous avons dit que l'infiltration urineuse de la verge survient quelquefois à la suite de la cystotomie épipubienne ; l'inflammation gangreneuse à laquelle donne lieu cette infiltration peut produire quelquefois des perforations de l'urètre ; lorsqu'elles ont lieu vers la racine de la verge, les ouvertures communiquant directement dans le canal, à travers des tissus minces, et dépourvus de tissu cellulaire, restent fistuleuses et sont extrêmement difficiles à guérir ; un malade sur lequel j'avais pratiqué la taille hypogastrique, était placé dans de telles circonstances : les sondes à demeure, la cautérisation du trajet fistuleux avec le nitrate d'argent avaient été inutiles ; je fis l'autoplastie qui ne réussit qu'imparfaitement, enfin après trois ou quatre mois de traitement, je parvins à fermer complètement l'ouverture en touchant, à diverses reprises, son pourtour avec des boutons de feu.

La plaie de l'hypogastre laisse quelquefois après elle des ouvertures fistuleuses ; dans un mémoire sur le catarrhe de la vessie, publié l'année dernière, on lit : que M. Oudet fut opéré deux fois de la lithotripie, par M. Civiale, et taillé deux fois au-dessus du pubis par M. Souberbielle ; la première cystotomie laissa une fistule, il y en eut cinq après la seconde, l'une à l'hypogastre, les autres dans l'aine et le scrotum. Ces fistules que laisse après elle la taille épipubienne, sont probablement le résultat des adhérences que contractent les bords de la division de la vessie avec les parties environnantes, adhérences qui s'opposent à un rapprochement complet ; d'autrefois elles résultent de la destruction du tissu cellulaire sous-cutané par le contact de l'urine ; la suspension des lèvres de la plaie de la vessie, que j'ai indiquée à la p. 30, peut prévenir la formation de ces fistules en empêchant l'action des causes qui paraissent devoir les produire. Lorsqu'elles existent ces fistules, elles sont difficiles à guérir ; cependant la nature en amène quelquefois à la longue l'occlusion complète.

En décrivant les instrumens que j'ai imaginés pour simplifier la taille hypogastrique, j'ai parlé, page 20, d'un cystotome disposé comme mon lithomètre ou comme le percuteur, fig. 10, (1) lequel ouvre la vessie de dedans en dehors, j'ai dit que je n'avais pas donné suite à cet instrument; à cette époque, en effet, je l'avais éprouvé seulement sur le cadavre, et la flaccidité des tissus m'avait fait douter de la netteté de l'incision : dans une opération de taille toute récente, j'ai fait usage de ce cystotome, et le résultat de son application a été si satisfaisant, que je reviens sur ce que j'ai dit à son sujet; j'aurais modifié le passage indiqué plus haut, si la feuille qui le contient n'eût été imprimée à l'époque où l'opération a été faite.

Lors de la discussion que souleva dans le sein de l'Académie de Médecine, le rapport de M. Velpeau, sur mon Mémoire intitulé : *De la Lithotripie pratiquée dans l'enfance*; on vit les chirurgiens partagés en deux camps, les cystotomistes d'un côté, les lithotripistes de l'autre, débattre vivement la question de prééminence des méthodes : malgré tout le soin que de chaque part on semblait prendre pour ne pas s'entendre et prolonger la discussion, il demeura bien démontré que le broiement et la taille sont deux opérations nécessaires, qu'il faut seulement savoir les appliquer à propos, c'est-à-dire qu'il importe de pratiquer la lithotripie dans les seuls cas ou elle peut réussir, et de ne recourir à la taille que quand la lithotripie n'offre point de chances de succès; mais pour ne pas se tromper dans le choix à faire, il faut tenir compte des conditions dans lesquelles se trouvent le malade, le calcul et la vessie; or, l'appréciation de ces condi-

(1) Cet instrument, de même que tous ceux que j'ai imaginés, pour la cystotomie épipubienne, ont été exécutés par M. Charrière.

Fig. 10.

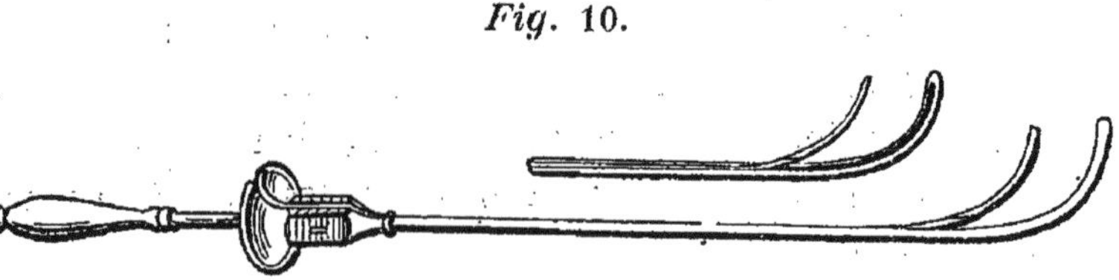

tions demande beaucoup de soin et d'habitude: dans l'ouvrage que je viens de publier sur la litrotripie, je me suis efforcé d'aplanir les difficultés de ce diagnostic des calculs urinaires qu'on pourrait nommer diagnostic d'appréciation; j'espère que ce livre ne sera point inutile pour guider dans le choix de la méthode et éviter des erreurs dont on fait peser à tort les résultats sur le broiement.

Ce n'était là, toutefois, qu'une partie de la tâche que je m'étais imposée ; la cystotomie devant peut-être demeurer toujours une nécessité, je me suis demandé, si, malgré les nombreux travaux que nous ont laissé les siècles précédens, il ne serait pas possible d'apporter quelque perfectionnement à cette opération, c'est en m'efforçant d'y parvenir que j'ai cherché à répondre aux hommes exclusifs, qui veulent à toute force qu'un lithotriptiste soit nécessairement détracteur de la cystotomie.

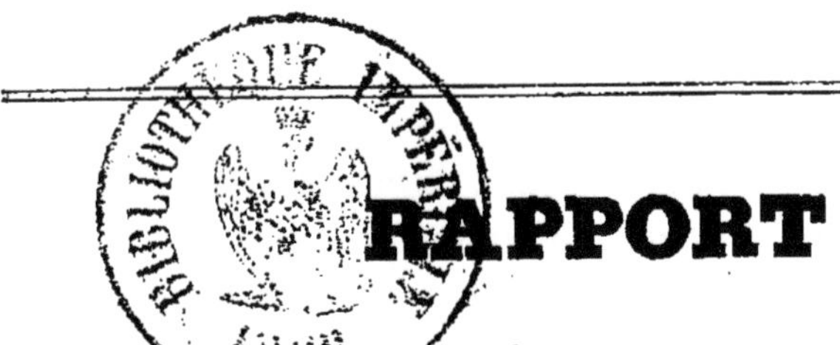

RAPPORT

PRÉSENTÉ A L'ACADÉMIE ROYALE DE MÉDECINE

SUR

LES NOUVEAUX INSTRUMENS PROPOSÉS

PAR M. LEROY-D'ÉTIOLLES

POUR PRATIQUER LA CYSTOTOMIE EPIPUBIENNE,

PAR

MM. Ribes, Amussat et Sanson, rapporteurs,

LU ET ADOPTÉ EN SÉANCE, LE 20 OCTOBRE 1835.

Le secrétaire perpétuel,
Signé, **PARISET.**

MESSIEURS,

Vous nous avez chargés, MM. Ribes, Amussat et moi, de vous faire un rapport sur les nouveaux instrumens proposés par M. Leroy-d'Etiolles pour pratiquer la cystotomie sus-pubienne. C'est cette mission que nous venons remplir aujourd'hui.

L'appareil instrumental de M. Leroy-d'Etiolles se compose.

(Nous omettons cette partie du rapport pour ne pas reproduire les descriptions d'instrumens qui se trouvent dans le mémoire.)

Inciser la ligne blanche rapidement et sans intéresser le péritoine, ouvrir la vessie de dehors en dedans et soutenir la paroi antérieure en même temps qu'elle est divisée, telles sont, messieurs, les trois conditions principales que M. Leroy s'est proposé de remplir pour rendre plus facile, plus prompte et plus sûre l'exécution de la cystotomie sus-pubienne, qu'il suppose devoir être pratiquée par la suite sur les adultes, plus souvent que les tailles périnéales, attendu que les circonstances qui, suivant lui, s'opposent le plus ordinairement à l'application de la lithotritie, c'est-à-dire la grosseur de la pierre et les vices de conformation de la vessie, rendent également difficiles ou impossibles la taille par le périné, de telle sorte qu'il ne reste plus, dans ce cas, d'autres ressources que la lithotomie hypogastrique.

Pour porter un jugement sur la valeur des instrumens dont nous venons d'avoir l'honneur d'entretenir l'académie, nous les considérons sous le double rapport de la manière dont ils remplissent le but de l'auteur et de leur utilité.

Sous le premier point de vue, nous n'aurons que des éloges à donner à ces instrumens ingénieux. Après plusieurs essais faits en notre présence sur le cadavre, deux fois nous les avons vu mettre en usage par l'auteur sur des malades, et dans tous les cas, l'incision de la ligne blanche a été facile et rapide ; le péritoine a été ménagé, les parois de la vessie ont été soulevées et tendues, la section s'en est opérée sans difficulté, et le crochet suspenseur a parfaitement soutenu l'angle supérieur de la division du réservoir urinaire en même temps qu'il en tenait les bords écartés.

Dans le premier cas, il s'agissait de M. Cally, vieillard débile presque octogénaire, qui souffrait depuis trois ans lorsqu'il vint consulter M. Leroy. Le chirurgien ayant reconnu la présence d'un calcul volumineux dans une vessie saine d'ailleurs, et ayant cru en conséquence la lithotritie praticable malgré le volume de la pierre, il procéda à l'opération et il l'avait brisée dès la première séance en plusieurs morceaux. Mais dès le lendemain il survint des symptômes d'inflammation de la vessie ; le malade extrêmement irritable se refusa à de nouvelles tentatives et demanda à être taillé. Il le fut en notre présence et il guérit.

Le second cas a été offert par M. Danzel, agé de soixante-six ans; il est curieux sous plus d'un rapport. Ce malade avait été opéré par la lithotritie, il y a cinq ou six ans. La vessie avait paru débarassée, mais il avait continué de souffrir. Dans l'intervalle, plusieurs chirurgiens distingués l'avaient sondé successivement sans trouver de corps étranger, lorsque M. Leroy, appelé à son tour, constata la présence d'un calcul de quatorze lignes. Mais lorsque deux jours après il voulut procéder à la lithotritie, il fut impossible de retrouver la pierre soit avec la sonde soit avec la pince à trois branches. Plus tard elle fut saisie et brisée par éclatement. Le traitement fut ainsi continué, tantôt le calcul étant rencontré et saisi avec facilité, tantôt les recherches étant inutiles.

Enfin, de même que M. Civiale, M. Leroy crut avoir guéri son malade. Mais après cinq ou six mois d'un état satisfaisant, la douleur et le catarrhe vésical reparurent. Le cathétérisme fit reconnaître la présence d'une pierre, qui fut saisie par le percuteur et broyée. En même temps l'instrument rencontra un autre calcul fixé au bas-fond de la vessie et que l'opérateur déclara être adhérent ; il proposa en conséquence la taille suspubienne qui fut exécutée à l'aide de ses instrumens. La vessie ayant été ouverte, on y rencontra les débris de la pierre brisée dont on fit l'extraction.

Le doigt porté alors dans la cavité de l'organe trouva le calcul fixé à gauche immédiatement en arrière de la prostate. Votre rapporteur reconnut que le corps inégal et saillant d'environ trois lignes que l'on sentait dans la cavité de la vessie, n'était qu'une petite partie d'un calcul plus volumineux et d'un pouce environ de diamètre renfermé dans une loge particulière. Une curette qu'on engagea avec quelque peine entre le calcul et les bords de l'orifice de la cellule où il s'était développé fut transformée en une espèce de levier, à l'aide duquel le corps étranger fut extrait. Pendant dix jours, l'état du malade fut satisfaisant, mais au bout de ce temps il fut pris d'un violent frisson suivi de chaleur et de sueur, et le lendemain il succomba à un second accès, malgré l'administration du sulfate de quinine à haute dose. A l'ouverture du corps, on trouva le tissu cellulaire du bassin infiltré de pus et outre la cellule qui contenait la pierre, les parois de la vessie en présentaient une vingtaine d'autres plus petites, dont l'une placée antérieurement renfermait encore un petit fragment de calcul que le crochet suspenseur avait dérobé aux recherches de l'opérateur et à l'exploration des assistans.

Ainsi , considérés comme invention, les instrumens de M. Leroy-d'Etiolles ont paru à votre commission ne mériter que des éloges.

C'est avec regret qu'elle se voit contrainte d'émettre une opinion différente de celle de l'auteur sous le rapport de leur utilité.

Les instrumens compliqués et ceux dont nous avons l'honneur de vous entretenir le sont encore malgré les efforts faits pour les simplifier , les instrumens compliqués, disons-nous , présentent toujours aux praticiens qui veulent les mettre en usage des difficultés qui échappent nécessairement à leurs auteurs. C'est une étude particulière à faire pour chacun d'eux, et les chirurgiens leur préféreront toujours avec raison ceux qui, comme le bistouri, sont d'un usage plus familier , plus facile et non moins sûr (1). Quoi qu'il en soit , votre commission à l'honneur de vous proposer de voter des remercîmens à M. Leroy-d'Etiolles pour sa communication, qui ne peut qu'ajouter à l'estime déjà acquise à l'auteur par ses autres travaux.

Signés, RIBES, AMUSSAT
et SANSON, rapporteur.

(1) J'ai répondu à ce reproche au commencement du mémoire.

EXTRAIT

DES DIVERS RAPPORTS DES COMMISSIONS POUR LES PRIX MONTHYON,

AU SUJET DE LA LITHOTRIPIE.

1825. « La commission propose à l'Académie d'accorder une
» mention honorable à M. Amussat pour avoir mieux fait con-
» naître la structure de l'urètre, ce qui a rendu plus facile l'em-
» ploi des instrumens de lithotripie ; à M. Civiale, pour avoir
» fait le premier sur l'homme l'application de ces instrumens ;
» et à M. Leroy-d'Etiolles, pour les avoir *imaginés*, les avoir fait
» exécuter, et avoir fait connaître successivement les perfec-
» tionnemens que ses essais lui ont suggérés. »

1826. D'après l'avis unanime de la commission, une récompense de deux mille francs est accordée à M. Leroy-d'Etiolles,
« qui a publié en 1825 un ouvrage de lithotripie, et qui a le
» *premier* en 1822 fait connaître les instrumens qu'il avait
» inventés. »

1828. La commission s'exprime de la manière suivante dans
son rapport : « Le procédé de l'évidement dont l'idée première
» appartient à M. Leroy-d'Etiolles, déjà connu de l'Académie
» comme *principal inventeur des instrumens lithotriteurs*, a été
» prefectionnée par M. Heurteloup, etc. »

1831. « M. Leroy-d'Etiolles, qui a déjà reçu de l'Académie plu-
» sieurs encouragemens, a paru digne d'en recevoir un autre
» encore qui fût mieux proportionné à l'importance, chaque
» jour mieux appréciée, de ses travaux, et surtout *à l'application*
» *qu'il a faite à la lithotripie de la pince à trois branches*, instru-
» ment tellement essentiel que sans lui cette opération ne se
» serait jamais élevée au degré de perfection qu'elle a atteint.
» En conséquence, la commission propose d'accorder à M. Le-
» roy-d'Etiolles un prix de six mille francs.

» Mais, en proposant d'accorder ce prix à l'un des hommes les
» plus laborieux, les plus honorables et les plus consciencieux
» parmi ceux qui se sont occupés de la lithotripie, votre commis-
» sion a été portée à penser, après la plus mûre délibération,
» qu'à dater de ce moment l'Académie aurait fait assez pour
» l'invention et pour l'application des instrumens destinés à
» broyer la pierre ; et qu'à moins de modifications d'une impor-
» tance majeure dans la construction de ces instrumens, il n'y
» aurait plus lieu à décerner, soit des prix, soit des encourage-
» mens nouveaux à la lithotripie. »

Certifié conforme,

Le secrétaire perpétuel,
Baron CUVIER.

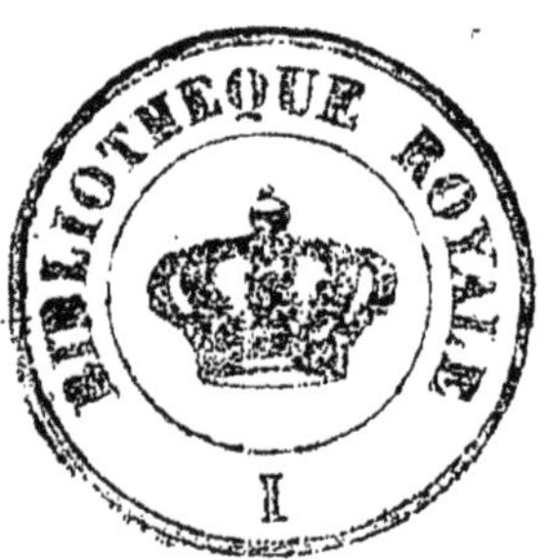

EXTRAIT DU RAPPORT

FAIT A L'INSTITUT

(ACADÉMIE DES-SCIENCES)

SUR LES PRIX MONTHYON POUR L'ANNÉE 1831.

NOMS DES MEMBRES DE LA COMMISSION:

MM. Dupuytren *rapporteur*, Boyer, Larrey, Portal, Duméril, Magendie, Serres, Flourens, Savart.

Le secrétaire perpétuel de l'Académie, pour les sciences naturelles, certifie que ce qui suit est extrait du rapport sur les prix Monthyon (chirurgie) pour l'année 1831.

«M. Leroy (d'Étiolles), qui a déjà reçu de l'Académie plusieurs encouragemens, a paru digne d'en recevoir un autre encore, qui fût mieux proportionné à l'importance, chaque jour mieux appréciée, de ses travaux, et surtout à l'application qu'il a faite à la lithotritie de la pince à trois branches; instrument tellement essentiel, qu'il a passé dans tous ou presque tous les appareils d'instrumens destinés à cette opération, et que, sans lui, elle ne se serait jamais élevée au degré de perfection qu'elle a atteint; en conséquence, la commission propose d'accorder à M. Leroy (d'Étiolles) un prix de 6,000 francs.

» Mais en proposant d'accorder ce prix à l'un des hommes les plus laborieux, les plus honorables, et les plus consciencieux parmi ceux qui se sont occupés de la lithotritie, votre commission a été portée à penser, après la plus mûre délibération, qu'à dater de ce moment l'Académie aurait fait assez pour l'invention et pour l'application des instrumens destinés à broyer la pierre; et qu'à moins de modifications d'une importance majeure dans la construction et dans le mode d'application de ces instrumens, il n'y aurait plus lieu à décerner soit des prix, soit des encouragemens nouveaux à la lithotritie.

» Votre commission croit en effet que les efforts des nombreux émules qui se disputent les occasions d'appliquer la lithotritie à la curation de la pierre, au lieu de s'épuiser en de stériles modifications, seraient à l'avenir plus utilement employés à faire connaître avec une exactitude et une probité commandées par l'importance du sujet les résultats qu'on a obtenus jusqu'à ce jour de cette opération. »

Certifié conforme ,

Le secrétaire perpétuel ,
Baron Cuvier.

Lettre de M. Civiale à l'Académie des Sciences à l'occasion du précédent rapport.

Monsieur le président ,

L'Académie, en rattachant mon nom à la lithotritie, m'a mis en situation de ne voir qu'avec plaisir les encouragemens ultérieurs accordés aux travaux relatifs à cette méthode. C'est un point de science encore neuf et sur lequel on ne saurait trop fixer l'attention des praticiens. Les suffrages du premier corps savant de la France ne peuvent qu'accréditer et populariser une opération utile à l'humanité. Mais il est de mon devoir de signaler tout ce qui peut nuire aux progrès de cette découverte , ou en compliquer l'histoire.

En 1828 , je me suis trouvé dans la nécessité de faire remarquer les défauts de quelques changemens faits à mon appareil instrumental et à sa mise en pratique , et que l'on avait présentés à tort comme des perfectionnemens. L'expérience a pleinement confirmé la justesse de mes remarques.

Je ferai aujourd'hui une simple observation sur un fait avancé par M. le rapporteur de la dernière commission des prix Monthyon ; fait qui établit contradiction dans les jugemens de l'Académie et qui tend à faire croire qu'on ignore en France l'histoire de la chirurgie.

L'application de la pince à trois branches à l'art de broyer la pierre est indiquée dans le rapport comme le sujet principal de l'un des prix qui ont été décernés cette année. Cette pince et son usage pour saisir et pour fixer les calculs urinaires ne sont pas nouveaux. J'ai l'honneur de mettre sous les yeux de l'Académie un dessin fidèle de cette pince , qu'on trouve dans l'ouvrage de Fabricius Hildanus, imprimé à Francfort, en 1682. Ce dessin représente la pince , la gaîne, les pinces accessoires et l'instrument monté , embrassant une pierre. Comme point de comparaison, je joins aussi un dessin calqué de la pince désignée dans le rapport, et qui est tiré de l'ouvrage de M. Leroy, publié en 1825. Du reste, ces pinces et autres semblables dont on voit la figure dans plusieurs ouvrages, diffèrent essentiellement de celles qui servent au broiement de la pierre. Sous ce point de vue aussi, l'assertion inexacte contenue dans le rapport doit être signalée, puisqu'elle peut induire en erreur les chirurgiens qui ne connaissent pas les véritables instrumens de la lithotritie.

Il est sans doute à regretter qu'en soumettant à l'approbation de l'Académie, en 1831, une décision en quelque sorte opposée à celle que ce corps savant a proclamée en 1824, M. le rapporteur se soit borné à une simple assertion sans preuves, au seul énoncé d'un fait dont on ne peut établir l'exactitude. Mais c'est là une question qu'il ne m'appartient pas d'examiner ici ; je me borne à en faire la remarque.

M. le rapporteur a exprimé le vœu qu'on fît connaître les résultats obtenus par la lithotritie, *avec exactitude et probité, afin de déterminer les circonstances dans lesquelles cette méthode a réussi et celles dans lesquelles elle a échoué.* Ce conseil ou ce reproche ne peut s'appliquer qu'aux personnes qui n'ont pas publié les résultats de leur pratique : M. le rapporteur en aurait acquis la conviction si ses fonctions multipliées lui avaient permis d'approfondir cette partie de la science.

Veuillez, etc.

CIVIALE.

Réponse de M. Dupuytren.

MESSIEURS,

La lettre dont il vient d'être donné lecture à l'Académie renferme la critique du prix qui a été décerné à M. Leroy (d'Étiolles), et celle du rapport de la commission qui a proposé de décerner ce prix.

Je n'ai pas besoin, je crois, de défendre la décision prise par l'Académie ; je ne défendrais pas davantage le rapport de la commission de médecine et de chirurgie, s'il n'était nécessaire de faire connaître la valeur d'assertions tranchantes, qui pourraient en imposer à des personnes étrangères à la médecine.

Et, d'abord, le rapport que vous avez entendu n'a reçu aucune publicité par le fait de la commission ; mais, puisqu'on veut le discuter, il sera facile de le défendre.

C'est après les plus mûres réflexions et à l'unanimité des voix, moins une peut-être, que la commission s'est déterminée à proposer un prix en faveur de M. Leroy, et cette proposition a été adoptée sans aucune réclamation, de sorte que jamais récompense n'a été accordée avec un assentiment plus général.

La détermination que vous avez prise n'est d'ailleurs contradictoire en aucune manière avec celles qui ont été prises antérieurement par l'Académie, comme on peut s'en convaincre par la comparaison des rapports qui ont été faits à diverses époques sur ce sujet.

L'auteur de la lettre a été justement récompensé pour avoir fait le premier une application heureuse de la lithotritie à la curation de la pierre ; il aurait dû voir avec plaisir les récompenses

4

qui ont été accordées à ceux qui courent la même carrière que lui. Malheureusement sa lettre prouve qu'il voit d'un tout autre œil les récompenses qui leur sont accordées.

Quant à la leçon qu'il a cru devoir donner, avec tant d'inconvenance, à la commission des prix Monthyon, elle n'en a pas besoin, et elle la repousse. Cette commission a pensé que l'application de la pince à trois branches à la lithotritie est un service rendu à la science par *M. Leroy*, et elle a cru devoir le récompenser; mais elle n'a pas dit que *M. Leroy* fût l'inventeur de cette pince. Si c'était là le lieu de le faire, la commission prouverait sans peine que l'auteur de la lettre est bien loin de connaître tous les modèles de pinces qui ont précédé la lithotritie, et que, sous ce rapport, ses connaissances dans l'histoire de l'art sont bien bornées.

En effet, la première idée de cette pince n'appartient pas à Fabrice de Hildan, comme l'auteur de la lettre paraît le croire. Le modèle de cette pince a été emprunté à *Andreas della Croce*, qui vivait environ un siècle avant Fabrice de Hildan. André de la Croix l'avait imaginée pour extraire les balles du corps, à la suite des coups d'arquebuse: Fabrice de Hildan l'adapta *à l'extraction* des petits calculs arrêtés dans la partie antérieure de l'urètre seulement; mais ni l'un ni l'autre de ces auteurs n'a jamais eu la pensée de faire servir cette pince *au broiement* des calculs contenus dans la vessie; et on le concevra sans peine lorsqu'on saura que la tige de cette pince est solide ou sans canal, et qu'elle ne peut par conséquent admettre ni foret ni instrument quelconque pour broyer la pierre.

Ainsi, tout est inexact, sinon altéré, et dans la lettre qui vous a été adressée, et dans les dessins qui viennent d'être étalés sous vos yeux avec tant d'assurance.

Pour ce qui est de la direction que la commission a cru devoir imprimer aux travaux des lithotriteurs à l'avenir, et de l'invitation qu'elle leur a faite de déterminer, à l'aide d'observations nombreuses, recueillies avec soin et surtout avec probité, les cas dans lesquels la lithotritie a réussi, et ceux dans lesquels elle a échoué; la commission a très bien su pourquoi elle agissait ainsi: mais elle a eu un but plus élevé encore que ne le suppose l'auteur de la lettre, c'est d'arriver à connaître enfin toute la vérité sur une opération qui intéresse si vivement l'humanité, et d'empêcher que des éloges exagérés, ou des critiques injustes n'égarent sur son compte l'opinion publique.

Imprimerie de LACHEVARDIERE, rue du Colombier, n° 30.

www.ingramcontent.com/pod-product-compliance
Ingram Content Group UK Ltd.
Pitfield, Milton Keynes, MK11 3LW, UK
UKHW020050100726
13658UKWH00004B/1667